健康 スポーツ歯科 Q&A

歯科がサポートする運動、健康、生活機能

編 集

武田 友孝（東京歯科大学 口腔健康科学講座 スポーツ歯学研究室教授）

安井 利一（日本スポーツ歯科医学会理事長・明海大学学長）

執 筆

武田 友孝　　安井 利一

東京歯科大学 口腔健康科学講座 スポーツ歯学研究室

中島 一憲　　鈴木 義弘　　河野 克明
西野 仁泰　　松田 祐明　　齋藤 真帆

編集協力

日本スポーツ歯科医学会／日本スポーツデンティスト協議会会員

杉山 義祥　　竹内 正敏　　額賀 康之
（横須賀市）　（京都市）　　（函館市）

医学情報社

●イラスト●
ノコ ゆかわ
(ゴリラリゴ)

はじめに

　歯を多く保っている高齢者の方は，運動する機会や，外出する機会が多いとされ，また，適切な噛み合わせの状態を保持することが，自活できる身体機能の維持，転倒防止，安全な行動，生活の質の維持向上，脳認知機能の維持などへ影響することも分かってきています．スポーツ歯科の目的・役割のひとつは，"歯科的立場から，国民のスポーツを支援することにより，健康寿命の延伸およびQOLの向上に寄与すること"です．この点からスポーツ歯科は，健康スポーツ歯科と考えてもよいと思います．

　ほかにも2つの重要な目的・役割があります．

　歯や口の周りのケガは，審美的な影響を与えることが多いため肉体的なダメージだけではなく精神的なダメージも見逃すことはできません．また，歯の破折のようなケガは，骨折などとは異なり，適切な治療をしても自分の治癒能力で修復，回復することはできません．さらに，金属材料を用いて治療することがまだまだ多いので再受傷の危険性もあり，場合によっては再治療が必要となり，結果として生涯にわたっての問題となることも少なくありません．したがって，2つ目の目的・役割は，"マウスガード（マウスピース）の使用や，安全教育による，顎顔面・口腔外傷等の予防安全と安全意識の向上に寄与すること"です．

　リオデジャネイロやピョンチャンでのオリンピック・パラリンピック競技大会などでの世界各国，地域から集まった選手の競技への情熱，パフォーマンスの迫力には多くの人が心躍らせました．特に日本選手の活躍は，国民の感動を呼びました．また，さまざまな調査，研究により歯の健康状態がよいことが，運動パフォーマンス，能力の高さにつながることが分かってきました．しっかり噛めること，噛むことが全身の筋力やバランス機能を高めることにつながります．3つ目の目的・役割は，"スポーツ競技力や運動能力の維持・向上に寄与すること"です．

　スポーツ，運動を行うことは，栄養と休養と共に健康の維持向上に欠くことはできません．しかし，どんな種類のスポーツ，運動でもケガは避けられないことがあります．本書では，スポーツ能力と歯の関連，スポーツに関連する歯のケガの予防や，さまざまな問題の軽減，マウスガードの役割や適切なマウスガードの必要性などスポーツ歯科に関連する至近で重要な問題について，患者さんが理解しやすいよう，歯科医療関係者の方が知識を深められるようできるだけ分かりやすくまとめたつもりです．

　スポーツ歯科医学の内容や，マウスガードを理解していただき，日常にとり入れて頂くことで少しでもスポーツに関わるケガの予防軽減，健康の保持増進のお役に立てて頂ければ幸いです．

武田友孝　安井利一

Q&A

- 噛みしめる力が強いスポーツ選手の歯は
  ボロボロになるというのは本当ですか? 6
- スポーツドリンクは体にはよいのに,
  なぜ歯にはよくないといわれるのですか? 8
- ガムをよく噛むのはスポーツ選手にとってプラスですか,
  マイナスですか? 10
- スポーツによる感染症があると聞きましたが,
  どんなものがあるのですか? 12
- スポーツ選手のいびきや睡眠時無呼吸は歯科で治せるのですか? 14
- 歯の噛み合わせがよくないと体の平衡感覚が
  悪くなるというのは本当ですか? 16
- スポーツを続けられるお年寄りは歯が多くて,
  寿命も長いというのは本当ですか? 18
- マウスピースとマウスガードは同じものですか, 違うものですか? 20
- マウスガードを着けるとパワーアップするというのは本当ですか? 22
- マウスガードはドーピングになるスポーツがあると聞きましたが? 24
- スポーツ用品店で売っているマウスピースは,
  かえって危険というのはなぜですか? 26
- マウスガードは歯を守るだけでなく,
  脳震盪も予防するというのはなぜですか? 28
- マウスガードが義務化や推奨されているのは
  どんなスポーツですか? 30
- マウスガードは保管のしかたで1年以上はもちますか? 32

付　録
マウスガードの使い方の注意点／41

NOTE

- スポーツと噛みしめ／7
- 飲食物と口腔内の関係／9
- ガムの効果／11
- スポーツによる感染症の主な感染経路／13
- 睡眠時無呼吸／15
- 噛み合わせはバランス能力に影響する／17
- 歯と長寿の関係／19
- マウスピース，マウスガードのケガの予防軽減効果／21
- 噛みしめと運動能力の向上／23
- ドーピングにならないために…／25
- マウスガードの種類と特徴／27
- 危険な脳震盪をふせぐために／29
- マウスガードの義務と推奨／31
- マウスガードのメインテナンス／33

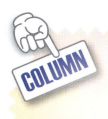

COLUMN

- 火事場の馬鹿力……の有名な例／7
- 歯による自傷・他傷事故を防止しよう／13
- 高齢者の転倒と噛み合わせ／17
- 歯が抜けてしまったら！／21
- インターネットで購入するマウスガード／23
- 「うっかりドーピング」をふせごう！／25
- マウスガードを長持ちさせる保管方法／33

参考解説

スポーツと栄養の基本知識／34
スポーツの種類と栄養素／35
スポーツ選手が気をつけたい口腔衛生／36
スポーツでよく見られる歯と顔面のケガ／37
健康寿命を延ばすスポーツ習慣／38
健康長寿のために／39

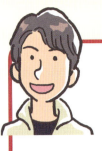

噛みしめる力が強いスポーツ選手の歯はボロボロになるというのは本当ですか？

　社会人野球のチームの選手です．自分では気がつきませんが，バッティングのときに喰いしばっているようです．最近，歯医者さんからかなり歯がすり減っているといわれました．昔のホームランバッターが，奥歯がボロボロになっていたとききましたが，喰いしばっていると本当にそうなるのでしょうか．

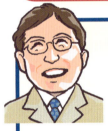

運動時の強い噛みしめなどによって，歯がすり減ったり割れたりすることがあります．

　「歯を喰いしばって頑張る」とか「歯を喰いしばって我慢する」という言葉をよくききます．スポーツ選手に限らず，強い力を発揮しなければならない場面や瞬発力を必要とするシーンなどでは，無意識のうちに強い噛みしめが起こる場合があります．

　過去の研究では，全力で背筋力を発揮するときに約65％の人が無意識に噛みしめていたという報告があります．当然の話ですが，強い噛みしめを長期間，高頻度にわたって続けていると歯のすり減る量も増えていき，噛み合わせが悪くなったり，痛みがでたりする原因となります．このような歯のすり減りによるさまざまな障害を予防するためにもマウスガードの装着が推奨されています．

　プレー中に噛みしめる癖を自覚している選手は，ケガの防止以外に歯のすり減りを予防する意味でも積極的にマウスガードを使用するとよいでしょう．

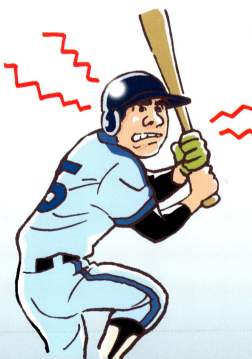

スポーツと噛みしめ

さまざまなスポーツシーンで歯を喰いしばる場面を目にします．例えば重量挙げやラグビーのスクラムなど，全身に力を込めてパフォーマンスを発揮しようとするときに多く見られるようです．一方，アーチェリーや射撃など，静的な動作を主とする競技では強い噛みしめはほとんど見られません．

スポーツには走行や跳躍をはじめとして多くの動きがあり，これらを組み合わせた一連の動作により競技されています．最近の研究では，これらの一連の動作の中で，咀嚼筋の収縮，すなわち噛みしめがどのような瞬間に発揮されるのかという分析が進んでいます．例えば短距離走の場合，今までは噛みしめなどの口腔の機能は全く無関係であると考えられてきました．しかし，実際に観察したところスタートダッシュの最初の数歩は咀嚼筋の大きな活動が認められることがわかりました．また，スキーのモーグルのジャンプなどでも着地の瞬間に咀嚼筋が活動しています．このように流れるような一連の動きの中でも，全身の骨格筋を総動員するような体への負担が大きい瞬間に噛みしめが認められることは，新たな知見として今後さらに深い研究の対象になるものと思われます．

ちなみに，国立スポーツ科学センター（JISS）で歯科健診を受けたオリンピック強化指定選手・代表候補選手，53 競技 2,337 名の咬合力を調査した結果（東京医科歯科大，上野ら）では，男子が女子よりも 23.9% 咬合力が強く，しかもベテランになるほど大きな咬合力を示すことがわかりました．競技種目別の分析によると，男子では①レスリンググレコローマン，②バイアスロン，③ボディビルの順に，女子では①バイアスロン，②ボブスレー，③スキーアルペンの順に強い咬合力を示しました．

現在のところ，選手の咬合力の強さと各々の競技の特性との間にどのような因果関係があるのかは明らかにされていませんが，咬合力ランキングの上位に入るような競技の選手については，より積極的な歯の保護のためにマウスガードの装着をおすすめします．

噛みしめる力が強いスポーツ選手の歯はボロボロになるというのは本当ですか？

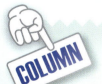

火事場の馬鹿力……の有名な例

アメリカ・ジョージア州で「トニー」という青年が車のタイヤ交換をしていたところ，なにかのひょうしで車体を持ち上げていたジャッキが外れ，車に挟まれ意識を失ってしまいました．

それをたまたま見ていた近所の子どもからの知らせで駆けつけた母「アンジェラ」．息子が車に挟まれて意識を失っているのを見て，とっさにその車（350kg！！）をひとりで持ち上げ，助けが来るまでの5分間ずーっとそれを支え続けたとのことです．その間，母は意識のない息子にずっと呼びかけていたそうですから，ずっとは歯は食いしばってはいなっかたそうですが…．

その後，「トニー」は救出され2日後には無事退院．命に別状はなかったということです．

母の愛はそんな奇跡の力を発揮させたのですね．

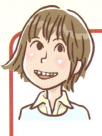

スポーツドリンクは体にはよいのに，なぜ歯にはよくないといわれるのですか？

アイスホッケーをやっていますが，試合でも練習でもイオン飲料をいつも飲んでいます．先輩に，「いつもそればかり飲んでいるとむし歯になるぞ」といわれました．甘いからよくないのですか？ あまり甘くないものだったらいいのでしょうか．

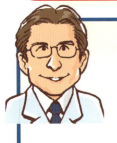

スポーツドリンクには糖分が少なからず含まれていて，飲み方によってはむし歯を作ってしまったり，歯をもろくしたりしてしまうからです．

多くのスポーツドリンクの中には，汗で失われる水分や電解質の他にカロリーの補給も兼ねて，砂糖をはじめとする糖類が入っています．砂糖はむし歯菌が酸を作りやすい物質です．スポーツドリンクを飲むたびに，むし歯菌は酸を出し，歯を溶かしてしまいます．そのためむし歯になったり，歯がもろくなってしまったりします．

競技中，スポーツドリンクを飲むたびに歯を磨くことは不可能なので，スポーツドリンクを飲んだあとに，水を飲んで自然に口を洗ったり，水でぶくぶくうがいをしたりするような習慣をつけることが必要です．また，スポーツドリンクは，だらだら飲まず，一気に飲むことも必要です．

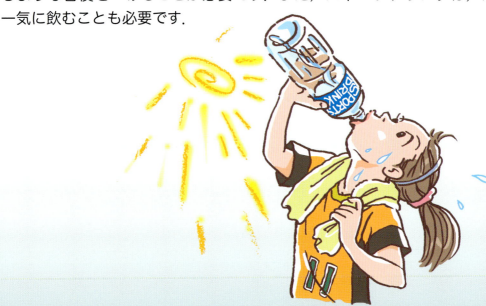

NOTE

飲食物と口腔内の関係

○ **砂糖とむし歯の関係**

　むし歯菌として知られている代表的な菌に，ミュータンス連鎖球菌群があります．まずミュータンス連鎖球菌群は食事中の砂糖，特にスクロースを利用して，粘着性のグルカンをつくり，歯の表面や食べかすに付着していきます．そしてバイオフィルムと呼ばれる膜をつくり，その中で菌の増殖が起こります．菌の増殖の際にも，糖類をエネルギー源として利用し，代謝産物として乳酸を産生します．この酸がバイオフィルムの中で長時間停滞すると，局所的に pH（ペーハー）の低下が起こります．pH5.5（臨界 pH）以下になるとエナメル質という歯の表面に脱灰（カルシウムイオンが失われてもろくなる）が生じます．これが初期のむし歯の状態です．

○ **pHと唾液の関係**

　口の中は通常 pH6.8 程度，つまりほぼ中性の状態です．しかし先ほど述べたように，食事をするとミュータンス連鎖球菌群の産生する酸により，口の中の pH は酸性に傾いていきます．一度酸性に傾いた pH は時間が経つにつれて中性に戻っていきます．この pH の変化と時間の関係を表した曲線をステファンカーブといいます．

　ステファンカーブより，一度酸性に傾いた pH が臨界 pH から脱するまでには約 20 分かかり，さらに元の中性に戻るのには約 1 時間かかることがわかります．だらだらと食事をしたり，スポーツドリンクを飲むと，口の中の pH は低い状態に保たれることとなり，むし歯になりやすい状態が続きます．

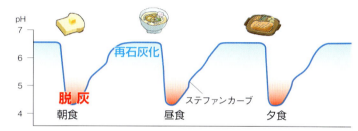

バランスの取れた食事サイクル

脱灰と再石灰化のバランスがよい

むし歯にならない人，なりにくい人は，この脱灰と再石灰化のバランスがとれています．

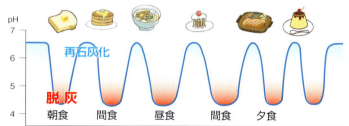

バランスの崩れた食事サイクル

バランスが崩れ脱灰ばかり…

むし歯になりやすい人は，このバランスが崩れ，脱灰の状態が多いのです．つまり，むし歯菌が活発に活動する時間帯の多い人なのです．

○ **飲み物のpHと酸蝕症**

　一般的にスポーツドリンクは pH3.5 程度で，これは臨界 pH よりも低い値です．このように低い pH の飲み物を飲み続けることによりエナメル質が溶け，酸蝕症になる危険性があります（飲み物と pH については巻末解説 p.36 を参照下さい）．

　酸蝕症になると歯に白い斑点が見られたり，エナメル質の下の象牙質が透けて見えたりします．歯の表面が粗くやわらかい状態です．酸蝕症の歯はむし歯に対する抵抗性も弱くむし歯になりやすく，またやわらかくなった部分が歯磨きの摩擦や噛む力で削り取られ知覚過敏症になることもあります．

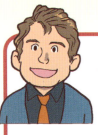

ガムをよく噛むのはスポーツ選手にとってプラスですか，マイナスですか？

　大リーグの選手などはガムを噛んでいる人がいますが，パフォーマンスにいい影響があるのでしょうか．自分はテニスをやっていて，いつも練習の行き帰りにガムを噛んでいます．先日，ガムを忘れたら，どうも調子がよくありませんでした．やはりガムはよいのでしょうか．

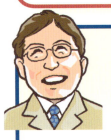

ガムにはリラックス効果と集中力を高める効果があり，バランス能力や敏捷性(びんしょう)の向上も期待できます．プラスの面が多いかと思います．

　ガムは嗜好(しこう)品として気分をリラックスさせたり，眠気を覚ましたりすることができると考えられています．さらに，ガムを噛むことで脳への血流がよくなるため集中力を高めるという効果も期待されています．スポーツ選手は，刻々と変わる試合状況の中で，集中力も冷静な判断力も必要です．また極度の緊張があるときに，そのストレスを和らげ，機敏に筋肉を動かすことができる体の状況を準備しておくことが，安全性，競技成績を左右します．噛むことは食べるための働きだけではなく，全身機能へも大きな影響を及ぼしているのです．

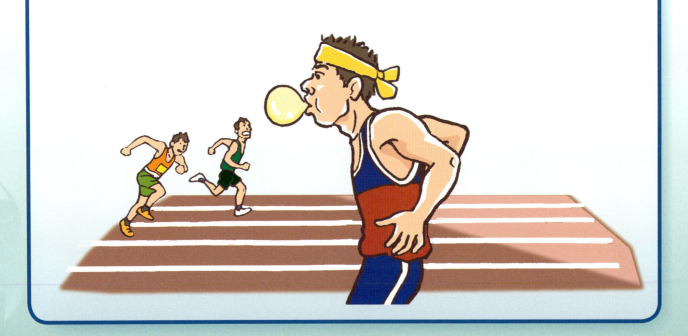

NOTE

ガムの効果

○ しっかり噛むことと運動能力

噛み合わせをしっかり調整するとバランス能力や敏捷性が向上し，体を動かしやすくなるといわれています．これは「噛むこと」が人の運動機能に影響を及ぼしているということをあらわしています．咀嚼とは食べ物を摂取して粉砕し，唾液と混和し食塊とするまでの一連の過程のことを言います．咀嚼には口を閉じるために働く咬筋や側頭筋（図1），外側翼突筋，内側翼突筋などの閉口筋と，口を開けるために働く顎二腹筋やオトガイ舌骨筋，舌を動かすための舌筋など，多くの筋肉が複雑にかかわっています．咀嚼のために働くこれらの筋肉が活発に働くとき，脳血流量が増え，脳（大脳皮質）も激しく興奮します（図2）．この興奮は周囲にも広がり体を動かす筋肉（骨格筋）を支配する延髄網様体へと伝わり，体を動かしやすい効果を生み出します．

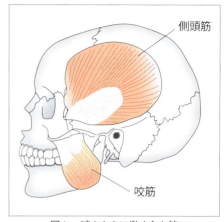

図1　噛むときに働く主な筋

○ ガムを噛むと

ガムを嗜好品としてよく噛んでいる方も多いと思います．また，仕事中や運転中など，眠気防止のために噛んでいる人もいるでしょう．リラックス効果や集中力や記憶力の向上が認められるという報告もあります．競技スポーツで常に緊張状態にある選手や集中力や瞬時の判断を求められる状況では，その一助になるものと考えられます．

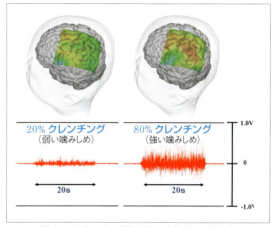

図2　咬合による運動野，感覚野の脳活性

さらにガムを咀嚼することで唾液の分泌も促されます．唾液にもさまざまな効果があり，消化促進，抗菌作用，粘膜の保護，緩衝作用（中性化）など，スポーツ選手だけではなく，一般の方にも必要な効果ではないでしょうか．

○ すべての人にガムはおすすめ

ガムを噛むことがリラックス効果や集中力体を動かしやすい状態に導いてくれることはスポーツ選手だけに必要なことではありません．高齢者の方では転倒防止につながり，認知機能の向上も期待でき，QOL（生活の質）の向上にもつながるのではないでしょうか．

○ 競技中のガムチューイングの注意点

スポーツ競技中はいろいろなシチュエーションが考えられます．瞬発的に呼吸を止める競技や，持続的に呼吸をし続ける競技などさまざまです．その中でガムをのどに詰まらせる事故も起きているようです．ガムを噛みながらの競技に慣れていない選手は，ウォーミングアップ中や試合前だけにして，事故防止に努めましょう．

ガムをよく噛むのはスポーツ選手にとってプラスですか，マイナスですか？

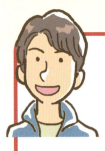

スポーツによる感染症があると聞きましたが，どんなものがあるのですか？

ラグビーの試合で唇をケガして血が出たときに，ルールで血が止まるまで試合に出られませんでした．治療のためだけでなく病気の感染を防止するためとききましたが，どんな病気の危険性があるのでしょうか．ただ，ボクシングなどは少し血が流れていても試合を続行していますが…．

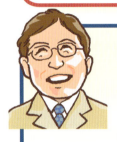

スポーツでまず問題となる感染症は血液を介するもので，B型肝炎，C型肝炎，HIVなどが挙げられます．このため多くの種目では止血後にプレーが再開となります．ボクシングも同様です．

競技スポーツ，学校スポーツの現場ではさまざまな病原体が感染症を起こします．代表的な感染経路と病気を挙げると，**血液感染**ではB型肝炎，C型肝炎，ヒト免疫不全症（HIV），**接触感染**ではノロ，麻疹など．**飛沫感染**ではインフルエンザ，流行性耳下腺炎など．**空気感染**では結核，水痘，麻疹の3つがあり，**経口感染**ではA型肝炎，ポリオ（急性灰白髄炎），腸チフスなどがあります．マウスガードをすることにより，これらのうち血液感染は軽減できると思われます．

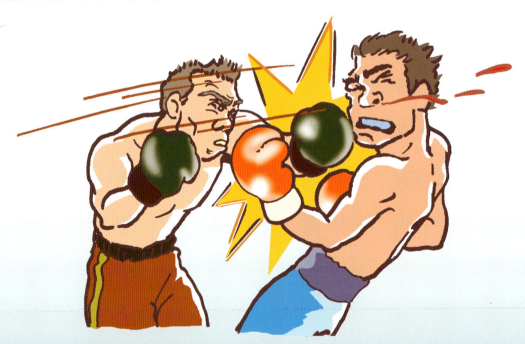

NOTE

スポーツによる感染症の主な感染経路

感染経路	解　　説	病　　気
血液感染	血液の中の病原体が注射や傷口への接触で体内に入ることで感染します．	C型肝炎・B型肝炎・HIVなど
接触感染	皮膚や粘膜の直接的な接触または，間接的（汚染されたもの）に触れることで感染します．	インフルエンザ・ノロウィルス・麻疹・水痘・皮膚真菌症・白癬症など
飛沫感染	感染している患者が咳やくしゃみ，会話などで放出した微生物含む5μmより大きい飛沫に病原体が載って移動し，近くにいる人の口腔粘膜・鼻粘膜・結膜などに付着することによって感染します．口や鼻から飛び出す微粒子の最大飛距離は2mです．	インフルエンザウィルス・百日咳・流行性耳下腺炎（おたふくかぜ）など
空気感染	飛沫として空気中に飛散した病原体が，空気中で水分が蒸発して飛沫核という極めて小さな微粒子となります．この病原性を持った飛沫核は大変軽いため空気流に乗って空間を移動することができ，2m以上の距離があっても感染します．呼吸により粒子を吸い込むことや，埃と一緒に吸い込んでも感染します．	結核・水痘・麻疹の3つだけ
経口感染	水をはじめとした飲食物の摂取，感染者の接触したものを口に含んだり，汚染された糞便を処理したりするなど，間接的に病原体が口に侵入することにより引き起こされます．	A型肝炎・ポリオ（急性灰白髄炎）腸チフスなど

　激しいコンタクトのあるボクシングなどの格闘技や，ラグビー，アメリカンフットボールなどのスポーツでは，出血による相手選手の血液との接触や皮膚の接触などが多くの場面で考えられ，出血を減らすことおよび止血，感染症への対策が重要であると考えられます．どの選手が感染しているかわからないため，他人の血液が付着してしまったらすぐに洗浄，および着替える必要があります．

　また，大会など，会場に多くの人が集まる場所，特に体育館などの閉め切られた場所では，十分に換気ができないため，接触感染，飛沫感染，空気感染により広がる感染症に対しての対策が必須になります．

COLUMN　歯による自傷・他傷事故を防止しよう

　"マウスガード"（p.20, 21参照）は，自分の歯を守るばかりでなく，衝突したときに自分の口の中や，相手の体を傷つけて出血することを防ぎます．

　特にサッカーやバスケなどでは，ジャンプ時や着地時に選手同士でよく接触し，前歯が頭部などに当たり，自分の唇や相手の頭部をケガすることがあります．

　自傷・他傷事故の防止，感染の防止からもマウスガードは大変有用です．

スポーツによる感染症があると聞きましたが，どんなものがあるのですか？

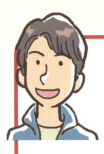

スポーツ選手のいびきや睡眠時無呼吸は歯科で治せるのですか？

相撲部の先輩が，いびきの治療で口の中に入れる装置を歯科医院で作ってもらって，いびきがおさまっているといっていました．歯科医院に行って装置をすぐに作ってもらえるのですか．

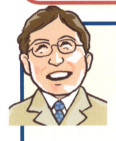

いびきや睡眠時無呼吸は，歯科医院で提供される「スリープスプリント」と呼ばれる特別なマウスピースを使って改善できます．

いびきは「いびき症」という症状の名前で，病名ではありません．いびきがあること自体は身体への悪影響がほとんどないため病名が付かず，当然ながら治療の対象にもなりません．しかし，いびき症が重症化すると睡眠中に気道が塞がり，呼吸が停止することがあります．これを「閉塞性睡眠時無呼吸」と呼びますが，これは治療の対象になります．主な自覚症状として，日中の強い眠気や集中力の低下などが挙げられ，また周囲の人にいびきがうるさいと指摘されて気付くケースもあります．

歯科医院でスリープスプリント※を作ってもらうには，専門の医療機関（耳鼻科や呼吸器科など）で精密検査を受ける必要があります．検査結果から閉塞性睡眠時無呼吸の治療にスリープスプリントが有効であると判断された場合のみ，歯科医院宛に診療が依頼されます．歯科医師はその依頼に従ってスリープスプリントを作成することになります．※睡眠時無呼吸症候群の歯科的な治療器具

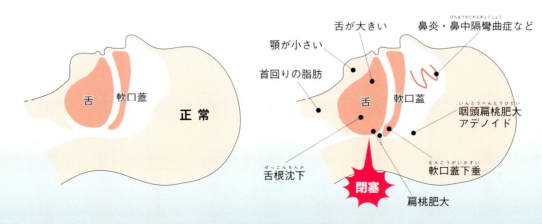

いびきのに関係する部位

（日本呼吸器学会 HP：2018.5.31 より改変）

NOTE

睡眠時無呼吸

睡眠時無呼吸（Sleep Apnea：SA）は，睡眠障害のひとつであり，「閉塞性（OSA）」と「中枢性（CSA）」に分けられます．

○ 中枢性（CSA）

CSAは呼吸中枢のある脳幹の延髄から橋にかけた部分の異常であり，何らかの原因により呼吸運動の指令が途絶えるため呼吸が停止する症状のことをいいます．気道や肺などの呼吸器官には何の問題もないため，スリープスプリントなどの装置では症状の改善は見込めません．

○ 閉塞性（OSA）

一方OSAは，図に示すとおり顎の小ささに対して舌が大きかったり，首が太かったり，扁桃腺が肥大していたり，鼻炎があったり…とさまざまな要因によって上気道が閉塞することに起因します．特に相撲，柔道，ラグビー，レスリングなどのコンタクトスポーツの場合，頸椎損傷や脳震盪を予防するために頸部の筋力を積極的に鍛え太くします．首が太ければ太いほど頸椎損傷は防げるかもしれませんが，OSAを重症化するリスクが高まるため注意が必要です．

また，アスリートのパフォーマンスは①適切なトレーニング，②バランスのよい食事，③十分な休養の3つの要素に支えられており，OSAの存在は③の十分な休養を著しく侵害します．長い睡眠時間をとっていても実際には睡眠の質が下がっており，パフォーマンスに影響するばかりでなく，ケガの原因にもなりかねません．なお，OSAは血中酸素濃度を下げるため，高血圧や脳血管障害，糖尿病などの全身的な疾患を悪化させる原因の一つとしても知られています．

OSAの治療には「持続陽圧呼吸装置（CPAP）」，「スリープスプリント」，「外科療法」などが用いられ，治療法に関しては専門医療機関の医師が患者さんと相談しつつ判断します．歯科医師は，専門医療機関の医師の依頼を受けてスリープスプリントを提供します．

スリープスプリントは下顎や舌を前に突き出して固定することにより咽頭部のスペースを広げ呼吸をしやすくする装置です（下の写真は各種のタイプ）．

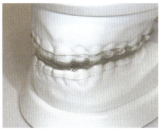

固定タイプ

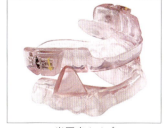

半固定タイプ

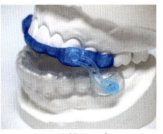

分離タイプ

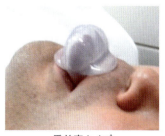

舌前突タイプ

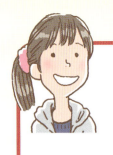

歯の噛み合わせがよくないと体の平衡感覚が悪くなるというのは本当ですか？

　アイススケートのフィギュアをやっていますが，メダルをとる選手は歯ならびや歯の噛み合わせがよいとききました．逆に，むし歯や歯がない状態を放置して，歯ならびが悪い状態のままだと，平衡感覚が悪くなってパフォーマンスにも影響するというのは，本当でしょうか．

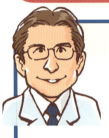

実験的にも歯の噛み合わせがよい状態に比べ，悪い状態ではバランス機能が低下し，体の安定性が悪くなります．

　また，噛み合わせをよくすると平衡機能がよくなり，転倒防止にもつながるといわれています．

　人の下顎の骨は唯一，左右2つの関節をもって，頭蓋骨に筋，靱帯などを介して吊られている状態です．そのため，顎の関節や筋肉の異常により下顎の位置は容易に変化します．また，重い頭は不安定な脊柱の最上部に位置しているため，物理的にさまざまな影響を受けやすく，下顎の位置変化が頭の位置に影響します．これが，スポーツ時の姿勢として多い立位時の平衡機能へ影響するものと考えられます．噛み合わせがずれていると，顎の関節だけでなく，姿勢を保つ頸椎，脊椎，股関節や全身の骨格や筋肉のバランスも悪くなり，平衡機能が悪くなると考えられます．

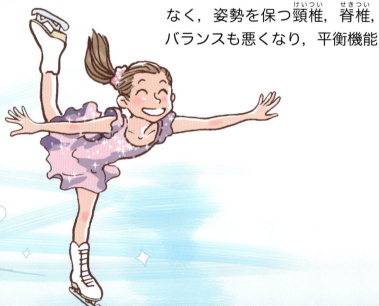

NOTE

噛み合わせはバランス能力に影響する

○ 平衡機能とは

平衡機能は，姿勢の安定を保つ能力で，目から入る視覚入力，内耳の前庭器から入る前庭感覚入力，筋，腱，皮膚，関節などからの体性感覚入力を，脳幹，小脳などの中枢で統合・制御し，骨格筋などに出力され，抗重力的緊張により，四肢，体幹の関節を固定することで，物理的に不安定な骨格構造を，重力に対して安定化させています．

○ 噛み合わせはバランス能力に影響する

食事のときに働く顎の筋肉・咀嚼筋（そしゃくきん）は，その筋肉の中や歯の根にある感覚器を介して，胸鎖乳突筋（きょうさにゅうとつきん）や僧帽筋（そうぼうきん）などの頸筋の活動性に影響を及ぼし，頸肩部筋群（けいけんぶきん）とともに頭位の安定に寄与しています．

○ 大切な下顎の位置

下顎の骨は人体で唯一，左右2つの関節を持っています．また，頭蓋骨に筋靱帯（じんたい）などを介して吊（つ）られている状態です．そのため，関節の異常や咀嚼筋などの緊張状態の変化により下顎の位置は容易に変化します．また，重い頭蓋が不安定な脊柱の最上部に位置しているため，物理的にさまざまな影響を受けやすく，下顎の位置変化が頭の位置に影響し，これが，スポーツ時の姿勢として多い立位時の平衡機能へ影響するものと考えられています．

不正な下顎の位置は，バランス能力・機能に影響します．下顎安静位に比べて上下の歯を偏位させた位置で保持させた場合では，静的バランス能力である重心動揺軌跡も動的バランス能力である角度変動域も大きく，バランス能力が低いことが分かります．同様な条件で行った足踏み検査でも，下顎の位置の不正は負に作用しています．

噛み合わせ歯数が少ない，あるいは不正咬合があると重心動揺が大きく，これらを改善すると重心動揺が集束することが報告されています．

○ 正しい噛み合わせ

正しい噛み合わせでの噛みしめは全身の筋の活動促進，頭部の安定による視野の安定，全身の姿勢の安定などの作用があり，スポーツ・運動に有利に働くものと思われます．

むし歯，歯周病，外傷による歯が抜けたままの状態を放置すると，抜けた歯の後ろの歯がそのスペースに入り込み前方に傾き，また抜けた歯に噛み合っていた上の歯が下方に降りてくるなど，噛み合わせが狂ってしまいます．普段からの歯科的なケアはスポーツ選手にとって重要です．

歯の噛み合わせがよくないと体の平衡感覚が悪くなるというのは本当ですか？

COLUMN

高齢者の転倒と噛み合わせ

歯が多く残っている人や，歯が少なくても義歯等をきちんと入れている人は，歯が少ない人，義歯を入れていない人と比較して，認知症発症や転倒する危険性が低いということがわかってきています．また，軽度認知症の方に，義歯で噛み合わせを回復すると転倒リスクが少なくなることも報告されています．要介護になる原因疾患としての転倒を考慮すると歯科治療の重要性が再認識されます．

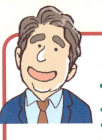

スポーツを続けられるお年寄りは歯が多くて，寿命も長いというのは本当ですか？

テレビで大学の先生が，80歳で20本以上の歯が残っている人が増えていて，これから平均寿命もまだ伸びそうだ，特に歳をとってもスポーツをする人は，しっかり噛めて健康寿命が長くなるといっていました．スポーツを続けることが長生きと関係があるのでしょうか？

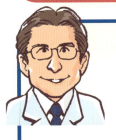

そのような傾向が認められます．歯の健康に気をつけて，ウォーキングなど軽い運動を日常生活に取り入れてはいかがでしょうか．

運動をする習慣のある人とない人では，運動習慣のある人のほうが自分の歯が多く残っているということがわかっています．さらに歯がない人は歯がある人に比べ1.1～2.7倍死亡のリスクが高くなることもわかっています．残っている歯の本数や歯周病などの口の病気と体の健康とは関係ないと思われがちですが，大いに関係があります．たとえば，残っている歯の数と寿命の関係や，認知症との関係，メタボリックシンドロームと歯周病の関係などがわかっています．継続的に自分の歯や歯肉をケアして，自分の歯でしっかりと噛むことは生涯健康で生きるためにとても大切です．

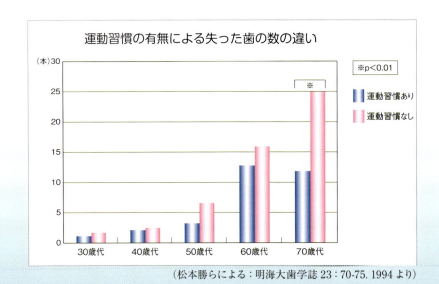

（松本勝らによる：明海大歯学誌 23：70-75．1994より）

歯と長寿の関係

○ 運動習慣の有無と残存歯数

運動習慣のある人とない人では，残存歯数の違いがあることが松本勝氏による研究によりわかっています．運動習慣のある人では70歳代で平均25本の歯が残存し，一方運動習慣のない人では残存歯数が平均12本と大きな差があります．また8020（80歳で20本以上の残存歯がある）達成者は，残存歯が少ない人に比べて自由に外出をしているというデータも出ています．

○ 口と体のさまざまな関わり

今回は大きく5つの項目について口と体の関係を見ていきます．

1，炎症

口の中での炎症というと，歯周病が代表的であり，どんな人でも口腔清掃状態により発症する可能性のある病気です．歯周病はメタボリックシンドローム，中でも血糖値に影響する糖尿病と関係があることがわかっています．歯周病に起因した炎症性物質は血管を通り全身を巡っていきます．そしてその炎症性物質は体の中で血糖を下げる働きをするインスリンを効きにくくします．

2，栄養

私たちは食べ物を噛むことによって消化をしやすい状態にしてから飲み込み，胃でさらに栄養を取り出し，腸から吸収しています．しかし，むし歯や歯周病で歯を失うと，食べ物を十分に噛み切ることが難しくなり，十分栄養を食べ物から取り出すことができません．また，歯がなくなったことにより食べられないものも出てくるため，栄養が偏る原因となります．

3，サルコペニア

サルコペニアとは，加齢や疾患により，筋肉量が減少することで，握力や下肢筋・体幹筋など「全身の筋力低下が起こること」を指します．上に示したように栄養の吸収不良が起こると，サルコペニアを発症する確率も上がっていきます．

4，認知症

歯を抜いたラットの学習効果について行った研究があります．その結果では，歯を抜いたラットでは学習効果がなくなり，さらにTrkB mRNAというアルツハイマー病になりにくくするといわれてる因子の減少が認められました．人間に対する調査でも，残存歯数が多い人はMMSEスコア（認知症の診断に使われる指標）が低いという結果が出ています．また，歯を喪失した後，義歯を使用している人と使用していない人を比べると，義歯を使用している人のほうが認知症の発症頻度は低いことが分かっています．

5，QOL

QOLとはQuality of life（クオリティ オブ ライフ）を指し，一人ひとりの人生の内容の質や社会的に見た生活の質を指します．自分の歯で好きなものを何不自由なく食べ続けられ，体を健康に保つことはQOLの向上につながります．

日本は長寿の国として知られていますが，平均寿命と健康寿命（健康上の問題で日常生活に支障がなく生活できる期間）が約9年あります．この平均寿命と健康寿命の差を縮め，最後まで健康に生きられるようにするためにも，歯磨きをしっかり行い，定期的に歯科医師のチェックを受けたりして，健康を保っていくようにしましょう．

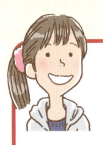

マウスピースとマウスガードは同じものですか，違うものですか？

ハンドボールをやっていて，ネット通販で買ったマウスピースを着けています．先輩は歯科医院で作ったものでマウスガードと呼んでいますが，さわってみると弾力性があって品質がよいもののようです．マウスガードはランクが上で，マウスピースとは材料も作り方も違うのですか？

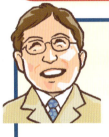

スポーツ用の主に歯を外傷から守る軟かいプラスチックでできた装置を，マウスピース，マウスガードと呼びます．どちらも同じものです．

マウスピースという呼び方は，19世紀末にイギリスのボクシング選手が使用したゴム製の小片のことが始まりとされています．現在でも，ボクシングではマウスピースということが多く，ラクロスでも同様です．しかし，アメリカンフットボールやラグビーなどではマウスガードと呼ばれることが多いようです．この装置は，スポーツやトレーニング時に口腔内粘膜，歯，顎をケガから守り，また，ケガを予防するための装置のことをいいます．最近では脳震盪（のうしんとう）の予防・軽減効果も期待されています．

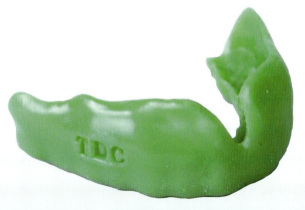

カスタムメイド（個人別作製）のマウスガード
シングルレイヤー（単層）とマルチレイヤー（ラミネート；複層）があります

NOTE

マウスピース，マウスガードのケガの予防軽減効果

○ マウスガードの歯や口の周囲への外傷の予防・軽減効果

歯や口の周囲への外傷の予防・軽減については，多くの報告から示されており，マウスガードを装着していない場合には，している場合に比べ1.6～1.9倍もケガをする可能性が高くなることを示した報告があります．マウスガードを装着することにより，完全に歯が脱臼するような外傷においても亜脱臼にとどめることも可能となり，また装着した選手自身を守るばかりでなく，対戦相手の選手を傷つけることも少なくできます．これらのことからも，スポーツ時のマウスガード装着に関して，選手の安全に対する意識の向上をはかり，コンタクトスポーツ以外へも普及を図るべきと考えます．

○ 強い噛みしめによる咬耗の予防

スポーツ選手は，競技中に歯を強く噛みしめている場合があり，歯に著しい咬耗を誘発し，徐々に下顎の位置が側方に偏位していくケースがあります．そのまま放置してしまうと臼歯の破折が生じて抜歯せざるを得ない状態になったり，顎口腔系筋群や顎関節に障害をもたらしたりする場合もあります．マウスガードはこの力も軽減できます．

○ 顎関節の保護

スポーツ時の接触による衝撃が下顎へ加わることにより，その力が下顎頭を介し顎関節へ伝搬され，下顎頭頸部骨折や顎関節円板転位，外側靭帯損傷などの顎関節障害が生じる場合があります．マウスガードは，下顎に加わった衝撃力の吸収と分散機能により緩和し，これらの障害を防止あるいは軽減する効果があります．

○ 経済的効果

マウスガードの装着により外傷を予防できれば，治療のための時間的損失や治療のコストを負うこともなくなるため，経済的効果も高いものと考えられます．

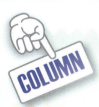

歯が抜けてしまったら！

1. 歯をひろうとき，歯の根を持たないようにします．また，歯の根に付いた土やホコリを指で強くこすったりしないで下さい．歯根膜という歯と骨をつなぐ細胞が取れてしまいます．
2. 抜けた歯を「歯の保存液」または牛乳につけて，できるだけ早く歯科医院に行きます．歯の根を乾燥させたり，水道水に長時間つけると細胞が死んでしまいます．短時間なら，唾液を含ませたガーゼなどでくるんで運んでもよいです．
3. 歯科医院では歯が抜けた状況を説明し，処置を受けます．

マウスピースとマウスガードは同じものですか，違うものですか？

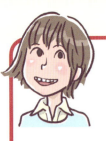

マウスガードを着けるとパワーアップするというのは本当ですか？

前のオリンピックで，メダルを取ったレスリングの選手や重量上げの選手がマウスガードを着けているのを見ましたが，マウスガードを着けるとパワーアップするのでしょうか？

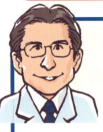

質問のパワーアップはスポーツにおける運動能力の向上を意味しているものと思われます．その意味では，マウスガードを着けることだけで，パワーアップすることはありません．

マウスガードを着けることにより，外傷に関する不安を取り除き，選手が本来持っている能力を安全に十分に発揮できるようになると思います．また，噛みしめることは強い筋活動を発揮するといわれており，競技中の状況に応じ，噛みしめることがよいこともあります．マウスガードが，選手の運動能力を増強させるかどうかについては，多くの研究がありますが未だ結論は出ていません．しかし，運動時に正しいマウスガードをしている状態で噛みしめることが，顎や頸部の筋の活動を高め安全性に寄与しているとする報告はあります．

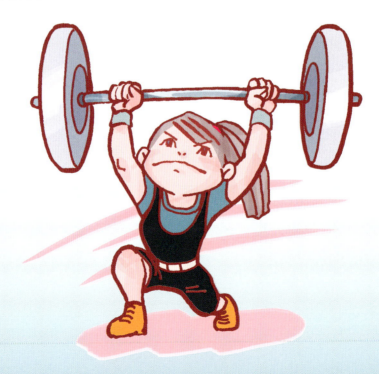

NOTE

噛みしめと運動能力の向上

○ 噛みしめと遠隔促通

　噛みしめと筋活動との関連を運動生理学的に検証した代表的な研究にヒラメ筋への影響があります．運動生理学において，"遠隔促通"という言葉があり，力を入れた部位と離れた部位で筋活動が向上することをいいます．

　噛みしめをおこなったときに脚筋力（膝伸展筋力：足の振り上げ筋力）がどの程度強くなるかをみた実験では，明らかに差が出ています．静的筋力（角速度0）では10.8％アップし，動的筋力では超低速から中速域なら7.1～4.9％アップするというデータが得られています．しかし高速から超高速域では脚力はアップしませんでした．

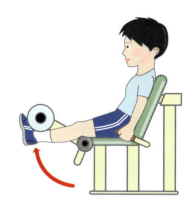

(Ueno T, Sumita Y et al., Jpn J Phys Fit Sport,1999 より)

○ マウスガードと運動能力

　これまでマウスガードの使用と運動能力との関連を検討した研究は少なくありませんが，未だ結論は出ていません．今のところ，マウスガードを着けただけで，パワーアップすることはないと考えてよいと思われます．しかし，正しいマウスガードをしている状態で，噛みしめることで，身体接触時やヘディング時の顎や頸部の筋の活動を高め，安全性に寄与しているとする報告はあります．

○ マウスガードは選手が持つ本来の力を十分に発揮させる

　マウスガードの目的としては，あくまで歯や口唇などの軟組織，歯周組織，顎関節の保護および脳震盪に対する防止・軽減です．そのため，マウスガードを着けることで，選手は，競技時に本人もしくは，相手選手が受傷，負傷するという不安や恐れを軽減することができると考えられます．その結果，選手が，負傷に関する不安が取り除かれ，安心して競技に集中し，選手本来が持っている実力を発揮できるという心理的効果が期待できます．したがって，マウスガードは，選手本来の運動能力を増強させるものではなく，あくまで競技時の外傷を予防し，安全に競技を行い，選手が持つ本来の力を十分に発揮させるための防具と考えるべきでしょう．

COLUMN

インターネットで購入するマウスガード

　このタイプの多くは，歯列の型を自分でとり，それを送って作ってもらうものです．見た目は歯科医師製作のカスタムメイドタイプと変わりません．しかし，噛み合わせの確認，調整（歯科医師以外行ってはいけない行為）ができないため，選手が自分で作る市販タイプと同様に大きな危険性があります．申し込み，使用に当たっては，歯科医師に相談しましょう．

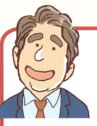

マウスガードはドーピングになるスポーツがあると聞きましたが？

だいぶ前に，プロゴルフの選手でマウスガードを着けて失格になっていたということを聞きましたが，本当でしょうか．それはドーピングになるのでしょうか？

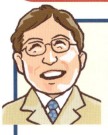

通常のスポーツ競技では，マスガード装着はドーピングにはなりません．しかし，ご指摘の選手はマウスガードを使用すると飛距離が伸びると公言して使用したためルール違反と判断され失格になりました．

ドーピングとは，スポーツの競技で運動能力を向上させるために，薬物を使用したり物理的方法を用いたりすることです．

マウスガードは口腔内の傷害予防を主な目的にしています．しかし，質問にあるようにプロゴルフ選手が2012年にマウスガードの不正使用ということで失格になったケースがあります．これは，通常使用することが認められていない，あるいは通常見られない装置を使用する場合，事前に大会運営委員会に医師からの医療情報，使用する器具を提出することで使用許可が得られれば可能になります．もちろん，使用可能かどうかは委員会の判断になります．いずれにしても，このケースでは，使用すると飛距離が伸びると発言したことがドーピングにつながったものと思われます．

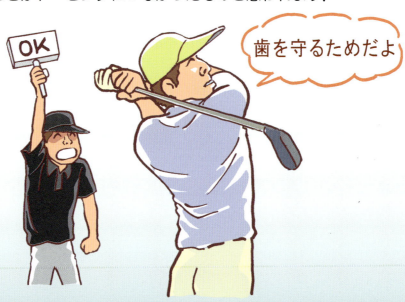

ドーピングにならないために…

　平成 30 年現在，マウスガードの装着そのものがドーピングになる競技はありません．しかし，大会へのマウスガード使用を申告せず使用した場合にペナルティを科される競技はあります．

　マウスガードの使用に当たっては，競技により異なることに配慮が必要です．マウスガード装着が義務化された種目，年齢により着用が義務化された種目，着用可能な種目とわかれています．使用禁止とする種目は現在ないと思われますが，使用してよい色などの規則には注意が必要です（p.31 参照）．

　着用可能な競技の中に野球，バスケットボール，空手，柔道などがあります．柔道は平成 29 年 3 月 13 日よりルールの変更がありマウスガード使用が可能となりました．柔道でのマウスガードの使用を行う場合は，色は白か透明で，使用する選手は畳に上がる前に審判員か試合会場係員に申告するというものです．空手では団体や大会により使用が制限されることもあります．このように競技によっては大会や試合の前に使用を申告しないと使用できない競技もあります．

　質問にあるようにマウスガードがルール違反になったケースもありました．
　2012 年にゴルフの大会中にマウスガードの不正使用ということで失格になったケースです．これは「マウスガードを使用すると飛距離が伸びる」と発言したことで，器具の異常使用で飛距離を得ているととらえられてしまったためです．

　このケースによりゴルフではマウスガードの使用ができないと思われてしまっています．
　しかし，日本ゴルフ協会のゴルフ規則には以下のように書かれています．

> 14-3　人工の機器と異常な携帯品，携帯品の異常な使用
> 例外：
> 1. プレーヤーは次の場合にはこの規則の違反とはならない；(a) そうした携帯品や機器が病状を緩和するためにデザインされているか，そうした効果を持っており，(b) プレーヤーにはそうした携帯品や機器を使用する正当な医学的根拠があり，そして (c) そうした携帯品や機器を使用することによってプレーヤーは他のプレーヤーよりも不当な利益を得ることはないと委員会が認めた場合．
> 2. プレーヤーが伝統的に受け入れられてきた方法で携帯品を使用した場合にはこの規則の違反とはならない．

「うっかりドーピング」をふせごう！

　ドーピングは，競技の公平性（フェアプレイの精神）を毀損する不正な行為です．プレイヤーが故意に禁止薬物などを利用するのはもちろん悪質な違反ですが，それ以外にも本人が意図せずに服用してしまう「うっかりドーピング」に気をつけねばなりません．

　たとえば，市販ののど飴や点鼻薬，かぜ薬，胃腸薬の中には禁止薬物であるエフェドリン（黄麻）やストリキニーネという興奮剤を含む商品があります．滋養強壮剤の中にはテストステロン，咳止めには β2 作動薬，育毛剤には男性ホルモンなどの禁止薬物が含まれるものがあります．海外から個人輸入したサプリメントなどでもトラブルが発生していますので，十分に注意が必要です．

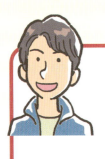

スポーツ用品店で売っているマウスピースは，かえって危険なものがあるといわれるのはなぜですか？

　高校生ですが，レスリングをやっています．スポーツ用品店で買って，お湯で温めて口の中で押し付けて合うようにするマウスピースを使っています．奥のほうが少しゆるくて，噛んでいないときはときどき落ちてきます．危険性があるというのは，それが原因で歯や口の中を傷めることがあるということでしょうか？

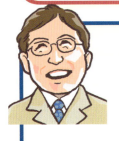

お湯で温めて口の中で押し付けて合うようにするものは，歯ならびに合わせることが難しいため外れやすく，噛み合わせの調節ができないから問題が発生しやすいのです．

　スポーツ用品店で購入したマウスピースは，歯科医院で製作してもらうものと違い，個人の歯ならびに合わせて作られたものではありません．そのため，口を開けたときに外れ落ちたり，発音が難しくなったりします．また，市販のものでは噛み合わせの調整ができません．正しい噛み合わせでないと，顎や筋肉に痛みが出ることがあります．さらにそのような噛み合わせの悪いマウスガードを装着している際に，顎や顔に衝撃を受けると，顎の骨の骨折などの危険性が増します．

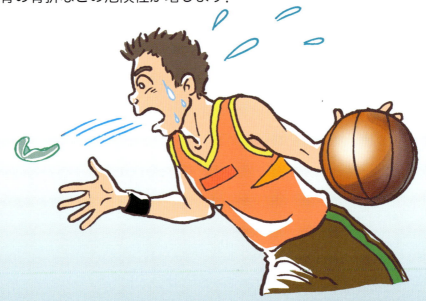

マウスガードの種類と特徴

○ マウスガードの種類

マウスガードには，スポーツ用品店やネット通販などで購入できる市販タイプと，歯科医院などで歯の型をとって選手の口腔内にぴったりと合うように作製するカスタムメイドタイプがあります．ひとくちにマウスガードといってもその安全性には大きな隔たりがあります．

1．市販タイプ（ボイルアンドバイトタイプ，マウスフォームドタイプなど）

ボイルアンドバイトタイプは軟性の樹脂を熱湯につけて軟化し，口にいれて成形するものです．選手自身によって調整するためよい適合が得られず，その結果違和感の強いものとなります．口をあけるとはずれてしまうものも多くあります．その結果呼吸や発語を著しく阻害することになります．また，咬合関係も中心がずれたり臼歯のみの咬合しか得られていない場合も多く，顎関節症になる選手も多くみられます．さらに，下顎に衝撃力が加わった場合に，局所的な咬合接触部が支点となり，より大きなひずみとして現れ，骨折の誘因となることもあります．

このようなものを使用し続けた結果，多くの選手がマウスガードに対する誤った認識をもち，所有していても実際には使用しなかったり，あるいは一度は使用しても途中でやめてしまったりすることにつながります．

2．カスタムメイドタイプ

カスタムメイドタイプのマウスガードは，適合性に優れたものが提供できるので違和感が少なく，また設計・製作時の自由度が高いために選手のさまざまなニーズに応えることが可能です．さらに，正しい噛み合わせや顎の位置を与えることができるという最も重要な点において，市販のタイプを凌駕し，より高い安全性が得られます．

カスタムメイドタイプのマウスガードにもさまざまな種類があります．現在，安全性の点から最も推奨できるタイプは，ハード＆スペース型のマウスガード（下図）で，外傷の好発部位，補綴歯，外傷既往歯などの歯を積極的に保護することを目的とし，2枚の軟性材の間に硬性材を挿入し衝撃力を広く分散させるとともに，より衝撃緩衝能を高めるため，マウスガードの内面と歯面との間に1mmほどのスペースを設けたものです．

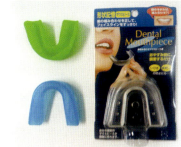

市販の自己成形タイプ

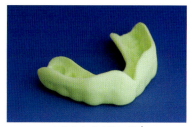

カスタムメイドタイプ

普通のラミネートタイプ（衝撃吸収率 47.5％）

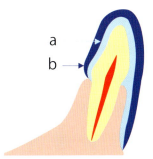

EVA（軟性のエチレンビニル アセテート）材のみによるマウスガードの断面

ハード＆スペースタイプ（衝撃吸収率 98.3％）

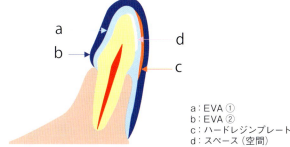

a：EVA ①
b：EVA ②
c：ハードレジンプレート
d：スペース（空間）

スポーツ用品店で売っているマウスピースは，かえって危険というのはなぜですか？

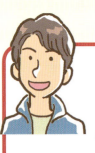

マウスガードは歯を守るだけでなく，脳震盪も予防するというのはなぜですか？

ラグビーは，ぶつかって脳震盪（のうしんとう）を起こす割合が他のスポーツよりより多いそうですが，最近は水をかけて意識をとりもどしプレーに復帰させるという光景が見られなくなりました．安全対策がよい状況になって，脳震盪は少なくなったのでしょうか．マウスガードは歯を守るだけでなく，脳震盪予防に役立つともききましたが，本当でしょうか？

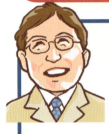

マウスガードには，歯を守るだけでなく，頭頸部の筋の活動性の向上による効果で，脳震盪を予防・軽減する効果が期待されています．

脳震盪は頭部を直接打撲することによって起こるものと，頭部以外の顎の先や胴体などに加わった間接的な外力によって起こるものがあるとされています．このうち，主に間接的な外力による脳震盪は，衝撃時の頭頸部筋の十分な活動によって予防・軽減できる可能性があると考えられます．危険を察知した際，正しいマウスガードをしっかりと噛みしめることは，頭部に加わる衝撃を軽減し，脳震盪予防に役立つ可能性があります．ボクシング，ラグビー，アメリカンフットボールなどのコンタクトスポーツだけでなく，頭部に衝撃が加わる可能性が高いサッカー，スノーボードなどのスポーツ競技中においても，マウスガードの使用が必要と考えられます．

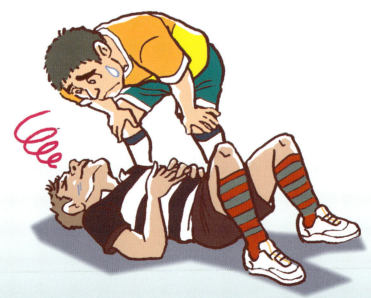

NOTE

危険な脳震盪をふせぐために

○ 脳震盪の原因

衝撃によって脳が激しく揺さぶられると，その衝撃が大きい場合には脳損傷，比較的小さな場合には脳震盪が起こります．また，頭部への直接的な衝撃あるいは下顎や身体に加わる間接的な衝撃が原因で起こります．したがって，スポーツ時以外でも頸部筋力の弱い小さな赤ちゃんや高齢者の方では頭部の揺さぶりや転倒が問題となることも少なくありません．

○ 脳震盪の症状と危険性

脳震盪は，症状として，意識消失，けいれん，健忘・記憶障害，頭痛，めまいやふらつき，嘔気・嘔吐，麻痺・しびれ，性格の変化，認知障害，不安・心配になるなどがあります．意識消失が起きない脳震盪もスポーツでは多いとされていますので，注意が必要です．また，脳震盪を何度も繰り返すことで，認知機能や平衡機能の障害が回復せず，後遺症として残る可能性があります．これを「パンチ・ドランク」と呼びます．一度脳震盪を起こすと，2回目の脳震盪を起こす確率が約4倍となることが知られており，比較的短い期間（多くは1週間以内）に脳震盪を繰り返して起こすことで，脳への損傷が重篤化し，命にかかわる「セカンドインパクト症候群」が起きるともいわれています．そのため，脳震盪が起きた際は，症状が軽症に見えたとしても，選手をすぐには復帰をさせずに，専門医に受診させ，一定期間の安静が必要です．

○ マウスガードによる予防

脳震盪を予防するためのひとつの手段として，マウスガードの使用があげられます．マウスガードは，材料の粘弾性により加わる外力の衝撃を吸収します．また歯列全体をおおっているため，衝撃を局所に集中させず分散させる効果があります．その際，マウスガードの咬合接触の状態が全顎に均等ではなく，前歯部のみもしくは，片側のみなど，咬合調整が不十分な場合では，衝撃吸収・分散の効果が十分に発揮されず，脳震盪だけでなく骨折なども引き起こす可能性が高くなります．歯科医師により製作，調整されたマウスガードの使用が必要です．

スポーツ競技中において，脳震盪は偶発的に起こることが多く，どのようなときに起きやすいかわかりません．そのため，ラグビー，アメリカンフットボールなどのコンタクトスポーツはもちろんのこと，頭部顔面に衝撃が加わる可能性があるあらゆるスポーツ競技中においても，脳震盪の受傷がありえます．脳震盪の予防に対するマウスガードの効果は今のところ確立されてはいません．しかし，歯や口の周りに対する効果は疑う余地はありません．マウスガードの使用で防げる脳震盪を，マウスガード未使用によって起こしてはなりません．

マウスガードは歯を守るだけでなく，脳震盪も予防するというのはなぜですか？

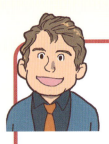

マウスガードが義務化や推奨されているのはどんなスポーツですか？

　7歳の子どもが近くの子どもラグビースクールに入って，マウスガードを作りました．子どものラグビーの試合ではマウスガードが義務化されているそうですが，他のスポーツでも，子どもや大人で義務化されているものがあるのか教えて下さい．

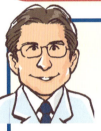

ラグビーの他にもアメリカンフットボールやボクシングなど激しいコンタクト（接触）が発生するスポーツでは義務化されているスポーツが多くあります．

　ラグビーでは，中学生，高校生が試合においてマウスガードが義務化となっています．小学5，6年生に対しては，推奨となっています．年齢で着用が決められている競技や，色の指定があるものもありますので，マウスガード作製時は気をつけてください．

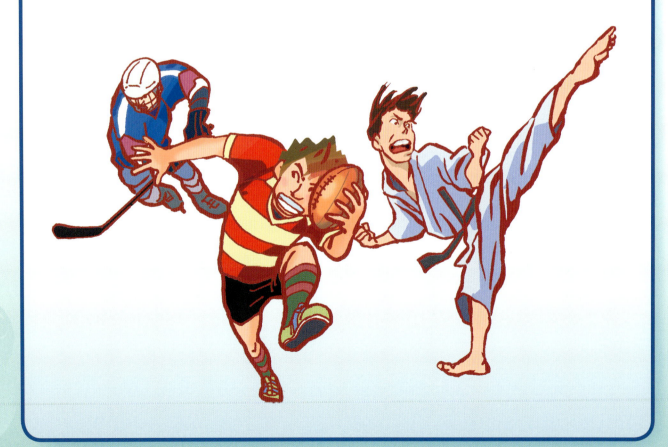

NOTE

マウスガードの義務と推奨

マウスガードが義務化されているスポーツ

(2018年6月現在)

競技種目	対象	備考
ボクシング	義務（国際・国内）	AIBA：赤いマウスピースは認めない．
キックボクシング	義務（国際・国内）	フットボール用のガムシールドやストラップ付は不可
空手（組手）	義務（一部団体／国際）	全日本空手道連盟 国際空手道連盟など．色は透明なものにかぎる（全日本空手道連盟）
テコンドー	義務（国際・国際）	競技エリアに入る前に装用されるべきである．色は透明か白か赤にかぎる
総合格闘技	義務（国際・国内）	UFC，PRIDE，パンクラス，集斗など
ラグビーフットボール	義務（国際・国内）	U-13からU-19義務．U-12は推奨 U-15は赤や華美な色は禁止
アメリカンフットボール	義務（国際・国内）	白色や透明以外．レッド・ピンクものぞく
ラクロス	義務国際・国内）	白色や透明以外の一見してわかる色
ホッケー	義務（中学生・高校生）	フィールド・プレイヤーは推奨（国際・国内）
インラインホッケー	義務（18歳以下／国際・国内）	練習中の着用も推奨
アイスホッケー	義務／推奨（国際）	U-20以下義務，その他推奨

マウスガードが推奨および許可されているスポーツ

競技種目	対象	備考
モーターバイク	推奨（ロードレース，モトクロス，トライアル，モタード）	出血が見やすいように明るい色が望ましい
ラグビーフットボール	許可（国際）	マウスガードの追加着用を認める
バスケットボール	許可（国際・国内）	透明なマウスガードは使用してもよい
硬式野球	許可（中・高・大学生，社会人／国内）	白色や透明なものにかぎる
柔道	許可（国際・国内）	白色や透明なものにかぎる

マウスガードが使用されているその他のスポーツ

陸上競技（投擲・跳躍），バレーボール，ハンドボール，サッカー，テニス，レスリング，相撲，ウェイトリフティング，乗馬，自転車，スキー，スノーボード，車椅子バスケット，ウィルチェアラグビー，カヌー，パワーリフティング，モーターボートレース，リュージュ，モーグル など

詳しい規定内容は各競技連盟，競技協会にご確認ください

○ 着用不可（公式戦・競技会）

ゴルフではストロークやプレーをする上でプレーヤーの援助になるようなものは使用してはならないというルールになっています．ただし，医療用として使用している場合は可です（p.24，25参照）．

○ マウスガードの目的

マウスガードの最大の目的は，選手自身の歯や唇，粘膜などを守ることにあります．また，ケガは大会中や試合中にだけ起こるものではありません．練習中からしっかり自分に合ったマウスガードを着用し，慣れておくことで，大事な試合のときでも違和感なく使用でき，集中力を乱さないことにもつながります．

マウスガードが義務化や推奨されているのはどんなスポーツですか？

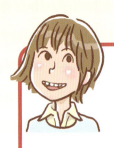

マウスガードは保管のしかたで1年以上はもちますか？

　大学のアイスホッケーの部活で初めてマウスガードを作りました．私はまだ大会に出るようなことはないのですが，1シーズンで10回くらい着けました．レギュラーの人は練習と試合で着けていて，半年に1回くらい作り替えているといっていました．人によってずいぶんマウスガードの持ちが違うようですが，保管のしかたによっては1年以上は持ちますか？

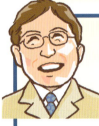

一般的には約6カ月から1年以内の交換をすすめています．

　アイスホッケーやボクシングなど競技によってはマウスガードが着用義務化されているスポーツがあり，練習試合などで毎回使うものなので2つ以上持っている選手も多くいます．

　また，マウスガードの素材は温度，力，水分などで硬くなったり変形することがわかっています．高温となるところや温度の高い場所に置かないようにしましょう．

　強い噛みしめや使用後の清掃などで少しずつ変形，破損していきマウスガードが口の中ですぐに外れてしまうことや，着けていることによって痛みがでてしまう場合があります．歯科医による定期的なメインテナンスで歯の状態やマウスガードの状態を確認してもらうことが大切です．

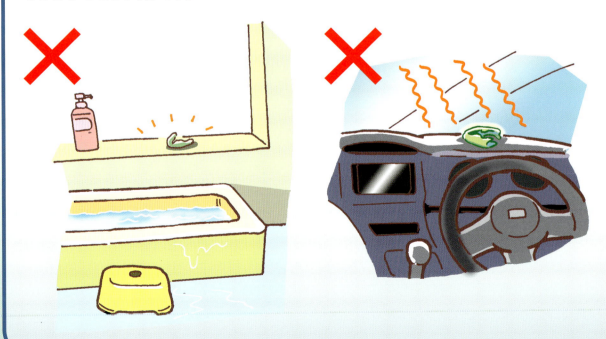

NOTE

マウスガードのメインテナンス

マウスガードには装着が義務化させているスポーツや推奨されているスポーツが多くあります（p.31参照）．マウスガードの装着の頻度により少しずつ素材が変形，破損・劣化していくスピードが速くなります．

○ マウスガードの素材と耐久性

マウスガードの素材は生体に無刺激で無味無臭であり，耐久性や接着性に優れていることが必要であり，また性質として衝撃吸収・分散効果が高い必要があります．これらの条件を満たす素材として熱可塑性のエラストマー※が多く使用されています．

※ゴム状の弾力性を有する材料の総称

しかし，耐久性に優れていたとしても，強い咬合を長期に行うことでマウスガードの咬合面の摩耗や剥離が認められます．また温度や水分でもマウスガードの変形が起きます．

適切な使用保管を行うことで約6カ月から1年の使用ができます．競技によっては再製作の時期は早まるため，マウスガードの使用が義務化されている競技ではひとつだけではなく予備としてもうひとつ持っておくことをおすすめします．

○ 矯正治療中のマウスガード

他に取り換え時期が早くなる対象として，矯正治療を受けている選手や成長期の小児が考えられます．矯正治療を受けている選手の場合，歯の移動による歯根膜腔の拡大，歯列の連続性の損失，矯正装置の存在などから重篤な外傷を引き起こす可能性が高くなります．さらに矯正装置の破損は矯正治療の進行を妨げることになり，また外傷予防のマウスガードが矯正治療の進行を妨げるものにもなりえます．日々変化する歯や顎の移動に伴いマウスガードの調整，作製を繰り返し行うことが重要となります．

矯正治療中などは歯の移動などを考慮して3カ月から6カ月に一度は新しいマウスガードの製作が必要になります．

○ 歯の生え変わり時期のマウスガード

成長期の小児の場合は，矯正治療中の選手と同じように何度も製作が必要になることがあります．また，歯の生え替わりなどによる空隙部位（すきま）の存在や永久歯が生えてくるスペースの確保などを考慮して製作する必要があります．これらにより，メインテナンスがしやすくなります．

歯科医による定期的なメインテナンスで適切な状態を確認・維持する必要があります．

マウスガードは保管のしかたで1年以上はもちますか？

COLUMN

マウスガードを長持ちさせる保管方法

- すぐに手入れ：使用後はすぐに水洗いをする．洗浄剤を使うのもよい．ただし歯ブラシなどを使うとキズがついて雑菌が繁殖しやすくなり，ニオイが発生するので注意する．
- 専用のケース：洗浄後は，乾燥させて専用のケースに入れる．できれば通気性のあるものがよい．
- 高温，多湿のところはさける：自動車の中やお風呂場など高温，多湿の場所に置きっぱなしにすると変質・変形や，カビ・雑菌の繁殖が起こるので注意する．

参考解説

スポーツと栄養の基本知識

丈夫な体を作り，パフォーマンスを上げるために役立つ栄養の知識を簡潔にまとめました．

栄養素	栄養素の働き	栄養不足になると	主な食品
糖 質 (炭水化物)	● 運動するときのエネルギー源・疲労回復	● 思うように動けない ● 集中力低下	ご飯・麺・いも
タンパク質	● 骨格筋融解予防 ● 線維回復	● 骨が弱くなる ● 貧血	赤身肉・魚・卵・大豆・乳製品
ビタミンC	● 骨，靭帯，腱の強化 ● ストレス抵抗力をつける ● 鉄の吸収を助ける	● ケガの治りが悪くなる ● 免疫力が低下する	果物，野菜，いも
ビタミンB	● 体を動かすエネルギー	● 疲労感が出やすい ● 持久力低下	レバー，アーモンド，あさり，うなぎ
ミネラル	● 心臓機能や筋肉の働きを調節し体液を一定に保つ ● 筋肉や神経の興奮を抑える ● カルシウム，マグネシウム，リンは大切な栄養素である	● めまいやけいれん ● 筋肉の緊張 ● 神経の興奮	魚介類，海藻，豆，豆腐
水 分	● 体温調節．血液の流れをよくして全身の筋肉へのエネルギー供給をする	● 熱けいれん ● 熱射病 ● 疲労	
脂 質	● 運動するときのエネルギー源（低～中強度の長時間の運動時）	● 疲れやすくなる ● 体温保持力が落ちる（低～中強度の長時間の運動時）	バター，マヨネーズ，卵黄，肉，魚，乳製品

「アスリートを目指す子どものためのスポーツ栄養学」（小澤智子／タニタ）より改変

足がつりやすいとき
水分をたくさん
ミネラル

炎症のあるとき
✗ アルコール
刺激物
過度の糖分

肉離れ・靭帯のケガ
タンパク質
ミネラル
コラーゲン

骨折をしたら
カルシウム
ビタミンD

スポーツの種類と栄養素

スポーツの種類（運動のタイプ）によって，必要とされる栄養素も違ってきます．

🔵 持久力……エネルギー消費の多いサッカーやマラソンなど

あらかじめエネルギーの元の糖質(炭水化物)を蓄積しておく必要があります．同時に糖質の代謝に関わるビタミンB_1も多めにとります．また，サッカーやマラソンは酸素を多く取り込むので鉄分を多く消費してしまいます．日本陸上連盟では「貧血7か条」で1日に15〜18mgの鉄分摂取をすすめています．

🔵 瞬発力……瞬時に筋肉を使う体操や重量挙げ，短距離走など

筋肉へ負荷がかかるためタンパク質が多めに必要です．同時にタンパク質の代謝に関わる栄養素，特にビタミンB_6がたくさんいります．おなじみプロテインもタンパク質ですが，サプリメント同様に補助的なものとしての利用にして下さい．

🔵 柔軟性……新体操，フイギュアスケートなど

柔軟性を高める栄養素は特にありません．昔はお酢をのんだら柔らかくなるといわれましたが確たる証拠はありません．ケガの予防からいえば，ミネラルが大切でしょう．

食事の基本

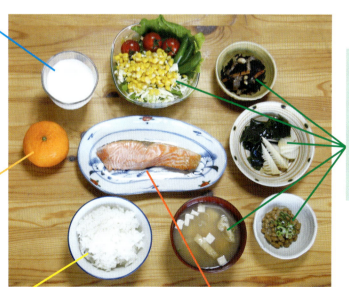

牛乳・乳製品
（ミネラル・タンパク質）
● 筋肉の動きを助ける，骨の材料になる

果物
100%柑橘系ジュース
（ビタミン）
● 疲労回復，コンディショニングに役立つ
● 他の栄養素が働くのを助ける

副菜：野菜・きのこ・海藻・豆
（ビタミン・ミネラル）
● 疲労回復，コンディショニングに役立つ
● 他の栄養素が働くのを助ける

主食：ご飯・パン・麺
炭水化物（脂質）
● エネルギー源になる

主菜：肉・魚・卵
（タンパク質，脂質）
● 筋肉・骨・血液の材料になる

参考解説

スポーツ選手が気をつけたい口腔衛生

危ないスポーツ選手の口の中

1．スポーツ中

　長い時間の練習や試合では，水分補給のため何度も飲み物を口にします．スポーツドリンクにはかなり多くの糖分もふくまれていますので，できれば飲んだあとに水を飲むか，水うがいをしましょう．また競技によっては途中に，「もぐもぐタイム」をとる競技も増えています．水分と一緒にとるよう心掛けて下さい．

2．スポーツ終了後

　競技によっては，シャワーやお風呂が完備されていることもあります．そのときに口腔ケアができることが望ましいのですが，アマチュアスポーツではそのまま帰ることの方が多いようです．お腹もすいていますし，栄養補給も大切です．疲れもあり空腹が満たされると，帰宅してそのまま寝てしまうこともあるのではないでしょうか．ハードなスポーツほどむし歯や歯肉炎が多いようです．

　汗をかいた体はもちろんですが，汗をかいて水分が足りなくなった口腔内は乾燥して口臭がひどくなるのです．そのまま眠ることなく，体も口の中もきれいにしてゆっくり寝て下さい．

3．定期検診と専門的口腔ケア

　練習や試合で，歯科受診するのができないなあ…と思っているかもしれません．が，スポーツ選手は一般の方よりも喰いしばったり，歯と歯の間にむし歯がかくれていたりする可能性が高く，これが原因で噛み合わせがずれてしまうと全身のバランスも悪くなります．

　かかりつけの医院と相談して定期的な検診と，専門的口腔清掃をおすすめします．

飲み物と酸蝕症

　一般のスポーツドリンクのpHは3.5程度で臨界pH（歯が溶けだすpH5.5程度）より低い値を示しています．このような低いpHの飲み物を飲み続けるとエナメル質が溶け酸蝕症（さんしょくしょう）になる危険があります．

　酸蝕症になると，歯に白い斑点が見られたり，エナメル質の下の象牙質が透けて見えてくることもあります．酸蝕症の歯はむし歯になりやすく，また柔らかくなった部分が歯磨きの摩擦や噛む力で削り取られ，知覚過敏を起こすこともあります．

　そのような事態を防ぐためにも，スポーツドリンクの飲み方に気をつけましょう．

むし歯の原因

飲食で，口の中の酸性（pH5.5以下）になり，歯からカルシウムなどが抜けることで生じます．

スポーツドリンク・炭酸飲料はpH2.2から4.0とかなり強い酸性です

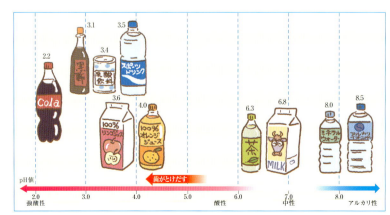

代表的なスポーツドリンクには500mLあたり20～30gの糖分（角砂糖6～8個）

スポーツでよくみられる歯と顔面のケガ

歯の破折と顎・顔面の外傷の種類

　顎・顔面部の外傷には，皮膚・口唇・口腔軟組織の創傷と打撲，歯の破折・脱落，顎骨・顔面骨の骨折などの多くのものがあります．表面部では汚染と化膿の防止のために，まず洗浄と止血が必要になります．

歯の外傷の種類

歯冠破折　　歯根破折　　不完全脱臼　　完全脱臼　　陥入

顎・顔面によくみられる骨折

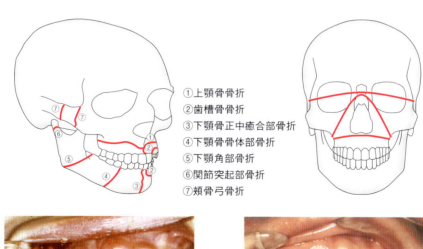

①上顎骨骨折
②歯槽骨骨折
③下顎骨正中癒合部骨折
④下顎骨骨体部骨折
⑤下顎角部骨折
⑥関節突起部骨折
⑦頬骨弓骨折

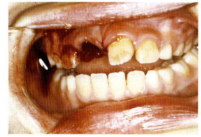

完全脱臼症例　　　　　　　下顎骨骨体部骨折
（東京歯科大学スポーツ歯学研究室症例）

マウスガードで外傷を防ぐ

　国際歯科連盟（FDI）の報告によれば，マウスガード未使用者のスポーツ歯科外傷の発生リスクは，1.6〜1.9倍高くなっています．
　マウスガードが脳震盪の予防になるという報告が多くありますが，まだ研究中の事項でもあります．マウスガードが下顎方向からの衝撃力を弱めることは認められています．

参考解説

健康寿命を延ばすスポーツ習慣

🔵 健康寿命とは

介護を受けたり寝たきりになったりせず，健康な生活を送れる期間のことをいいます．

年々健康寿命が延びています．さらに健康でいられるように加齢で弱った筋力などを向上させるスポーツや方法を実践しましょう．

寿命と健康寿命の差が大きいことは，不自由な暮らしが長いこと，医療費が多くかかることを現します．その差を小さくすることが高齢社会の個人の課題，社会の課題のひとつであるといえます．

🔵 適度な運動習慣が健康寿命にあたえるもの

健康寿命にあたえる好影響
- 血流改善により新陳代謝が促進される
- 心肺機能の強化，高血圧の改善がみこまれる
- 中性脂肪，血糖値や尿酸値などが改善される
- 健全な生活リズムが形成され，ストレスが軽減される

運動するにあたって注意すること
- 有酸素運動（ウォーキングなど）と無酸素運動（筋トレなど）をバランスよく行う
- 痛みの出ない程度の運動にする
- 持病のある場合，医師やトレーナーと相談しながら行う
- 激しい運動や，力んだり，休みを取りにくい運動は避ける

🔵 運動習慣と循環器病死亡の関係

厚生労働省がバックアップする，がんと生活習慣の関係をみる広汎な研究のJACC研究の中で，運動習慣と循環器病死亡の関係が報告されています．約10年間にわたって40～79歳の男女73,265人の追跡調査を行い，循環器病（心臓および脳の血管に関わる疾患：心筋梗塞，脳内出血，くも膜下出血，脳梗塞など）の死亡率と運動量の関係を調べたものです．

1日当たりの歩行時間では0.5時間（30分），1週間のスポーツ合計時間では1～2時間を1として，死亡率の変化を見ると，一目瞭然で1日の歩行時間でも1週間のスポーツ時間でも，時間が増えるほど死亡率が減っているのが分かります．

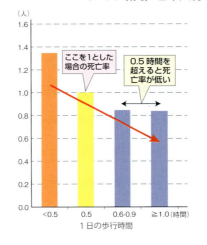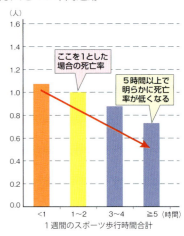

運動習慣と循環器病死亡の関係
JACC研究，日本人約7万人を10年間追跡

Noda H. et al J Am Coll Cardiol 2005

健康長寿のために

● フレイルの3つの柱

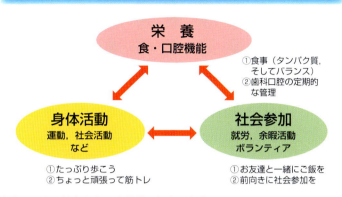

(東京大学高齢社会総合研究機構；飯島勝矢「フレイル予防ハンドブック」より)

この3つをバランスよく底上げし，生活に組み込んで継続されることがフレイル（虚弱）の予防になり，健康長寿の秘訣となります．

1つが低下すると他にも影響すると考えられ，放置されるとフレイル，筋力低下（サルコペニア）に陥り，要介護状態に進んでしまいます．

● 自治体の健康増進活動の効果

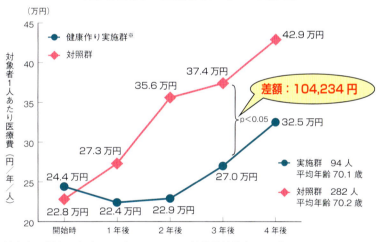

筑波大学久野研究室，(株)つくばウェルネスリサーチ，新潟県見附市 2011年　※ウォーキング，筋力トレーニング等

「21世紀における国民健康づくり運動（健康日本21）」にそって，各自治体の特色ある活動も盛んになってきています．ちなみに，住民の健康作りを積極的に行っている新潟県の見附市では，減塩とウォーキングなどの運動の成果が現れ，運動参加者の年間医療費が参加していない人に比べると10万円以上も低くなっています．

平均寿命日本一になった滋賀県（2015年：男81.78，女87.57歳）では，早くから栄養，運動，休養，健診，生きがいを5本柱に企業や民間団体も加わり「健康づくり県民会議」を設置しています．また，名所旧跡の多い地の利を利用し，健康ウォーキングマップを発行して，歩きやすく人と人のつながりをもって健康になるまちづくりを目指しています．こういった取り組みが1日あたりの県民スポーツ活動時間のトップにもなっています．

🔵 口腔ケアと健康長寿の関係

健康長寿の秘訣は「口」にありというのを知っていますか？

口の中は食べカスが栄養になって，水分も豊富で，温度も37℃くらいと細菌増殖にとても適しています．歯垢と呼ばれる黄色い歯の付着物は1mg中に10億個も細菌がいて，むし歯や歯周病を起こします．

むし歯や歯周病は，心臓病，脳卒中，心筋梗塞，肺炎，脳梗塞，糖尿病，敗血症，腎炎，リウマチ，認知症などの引き金になることがあるのです．

日常の手入れはもちろん，定期的な検診や専門的な口腔ケアがとても大切です．

リタイア前にやるべきだった後悔トップ20「健康編」
(経済誌プレジデントとgooリサーチによる，2017年)

① 歯の定期検診を受ければよかった
② スポーツなどで体を鍛えればよかった
③ 日頃からよく歩けばよかった

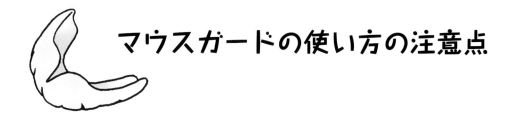

マウスガードの使い方の注意点

- 試合だけでなく，普段の練習のときから使ってなれて下さい．
- ガムのように噛んだりしないで下さい．
- 使った後は，水でよく洗って下さい．水ハミガキ（モンダミンやリステリンなど）に入れてもよいです．

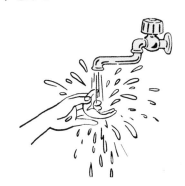

- 使わないときは変形や紛失を防ぐため，プラスティックの容器に必ず入れて携帯，保存して下さい．
- 汚れが気になるときは，きれいに洗って，自然に乾燥させて下さい．
- マウスガードは，熱により変形（硬化）するので，お湯で洗ったり，洗濯後に間違って乾燥器に入れたりしないで下さい．また，夏場などには高温となる自動車の中，部室などに置きっぱなしにしないで下さい．

- 大きな穴が開いたり，むし歯の治療などでマウスガードが合わなくなった場合には相談して下さい．
- できれば年に一度は定期点検が必要です．
- 練習・試合の後，特に，スポーツドリンクを飲んだ後には，うがいやハミガキをして下さい．マウスガードの水洗いも忘れずにして下さい．
- 何かマウスガードの異常に気づいたら相談して下さい．

©東京歯科大学 口腔健康科学講座 スポーツ歯学研究室
（歯科医院コピー使用許可）

■ 編　者 ■

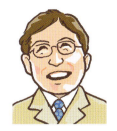

武田　友孝 (たけだ　ともたか)

1983 年　日本大学歯学部　卒業
1987 年　同大学院（補綴学）修了（歯学博士）
1987 年　日本大学歯学部　助手（歯科補綴学）
1998 年　オーストラリア・シドニー大学に研究留学
1999 年　東京歯科大学スポーツ歯学研究室講師
2003 年　同大学　助教授
2018 年　同大学　教授

● 認定医等
日本補綴歯科学会認定医／指導医
日本スポーツ歯科医学会／認定医
日本体育協会公認スポーツデンティスト
日本障がい者スポーツ協会公認障がい者スポーツ医

● 学会・委員関係
日本スポーツ歯科医学会評議員・理事
関東ラグビーフットボール協会登録者障害見舞金審査委員会委員
日本スケート連盟医事委員会委員
全日本スキー連盟競技本部専門委員
日本オリンピック委員会・バレーボール競技・強化スタッフ
日本レスリング協会スポーツ医科委員会委員
オリンピック・パラリンピック歯科委員会委員
日本歯科医師会スポーツ歯科委員会委員
ほか多数

● 著書
・要説 スポーツ歯科医学／医学情報社 2015 年
・Mouthguards. The Effects and the Solutions for Underlying Problems ／ Nova Science Publishers, New York, 2011
・スポーツ歯科臨床マニュアル／医学情報社 2007 年
・カスタムメイドタイプ マウスガードのつくり方／医歯薬出版 2002 年
ほか多数

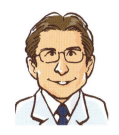

安井　利一 (やすい　としかず)

1977 年　城西歯科大学（現 明海大学歯学部）卒業
1981 年　同大学大学院歯学研究科博士課程修了(歯学博士)
1997 年　明海大学歯学部　教授
2002 年　明海大学歯学部付属明海大学病院　病院長
2003 年　明海大学歯学部　学部長
2008 年　明海大学　学長

● 学会・委員関係
日本スポーツ歯科医学会理事長／認定医
日本臨床スポーツ医学会常任理事
日本口腔衛生学会理事
国立スポーツ科学センター・非常勤医師
日本スポーツ協会スポーツデンティスト部会委員
日本歯科医師会スポーツ歯科委員会副委員長
日本スポーツ振興センタースポーツ事故防止対策委員会委員
日本私立大学協会大学教務研究委員会委員長
日本高等教育評価機構大学評価判定委員会副委員長
文部科学省等における「大学入学共通テスト（仮称）」等に関する委員会委員
ほか多数

● 著書
・マウスガードの作製ガイド／永末書店 2016 年
・要説 スポーツ歯科医学／医学情報社 2015 年
・歯・口の健康づくり／東山書房 2012 年
・スポーツ歯科入門ハンドブック／医学情報社 2009 年
・スポーツ歯科臨床マニュアル／医学情報社 2007 年
ほか多数

健康スポーツ歯科 Q＆A

発　　　行　平成 30 年 7 月 1 日　第 1 版第 1 刷

編　　　集　武田友孝　安井利一

© IGAKU JOHO-SHA Ltd., 2018. Printed in Japan

発行者　若松明文
発行所　医学情報社
〒113-0033 東京都文京区本郷 3-24-6
TEL 03-5684-6811　FAX 03-5684-6812
URL http://www.dentaltoday.co.jp

落丁・乱丁本はお取り替えいたします
禁無断転載・複写　ISBN978-4-903553-73-3

患者さんへの "ベストアンサー" シリーズ

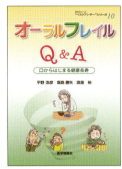
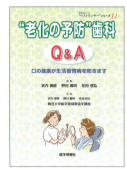
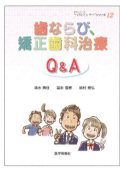

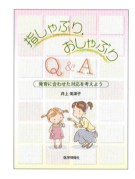

歯ならび、矯正歯科治療 Q&A
清水典佳（日本大学教授・歯学部歯科矯正学）／
富永雪穂（清水市開業／日本臨床矯正歯科医会前会長）／
納村泰弘（日本大学講師・歯学部歯科矯正学） 著

"老化の予防" 歯科 Q&A
武内博朗（綾瀬市開業／鶴見大学臨床教授・歯学部探索歯学講座）／
野村義明（鶴見大学准教授・歯学部探索歯学講座）／
花田信弘（鶴見大学教授・歯学部探索歯学講座） 編

オーラルフレイル Q&A
平野浩彦（東京都健康長寿医療センター部長）／飯島勝矢（東京大学教授）／
渡邊裕（東京都健康長寿医療センター研究所副部長） 著

プレママと赤ちゃんの歯と口の健康 Q&A
井上美津子（元昭和大学教授）／藤岡万里（昭和大学非常勤講師） 著

顎関節症 Q&A
中沢勝宏（東京都開業） 著

歯ぎしり Q&A
馬場一美（昭和大学教授） 著

子どもの歯と口のトラブル Q&A
井上美津子（元昭和大学教授） 著

金属アレルギーとメタルフリー治療 Q&A
白川正順（元日本歯科大学教授）／石垣佳希（日本歯科大学准教授） 著

歯周病と全身の健康 Q&A 補訂版
和泉雄一（東京医科歯科大学教授） 編

息さわやかに Q&A
川口陽子（東京医科歯科大学教授） 編

口腔がん、口腔がん検診 Q&A
山本浩嗣（元日本大学松戸教授）／久山佳代（日本大学松戸教授） 著

指しゃぶり、おしゃぶり Q&A
井上美津子（元昭和大学教授） 著

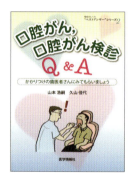

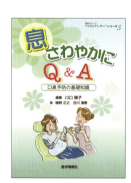

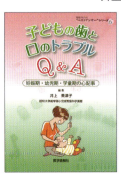
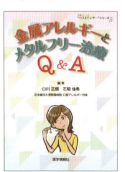
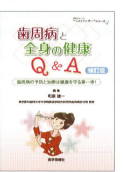

■ A4判　40〜48頁　カラー　■ 各定価（本体 3,000 円＋税）